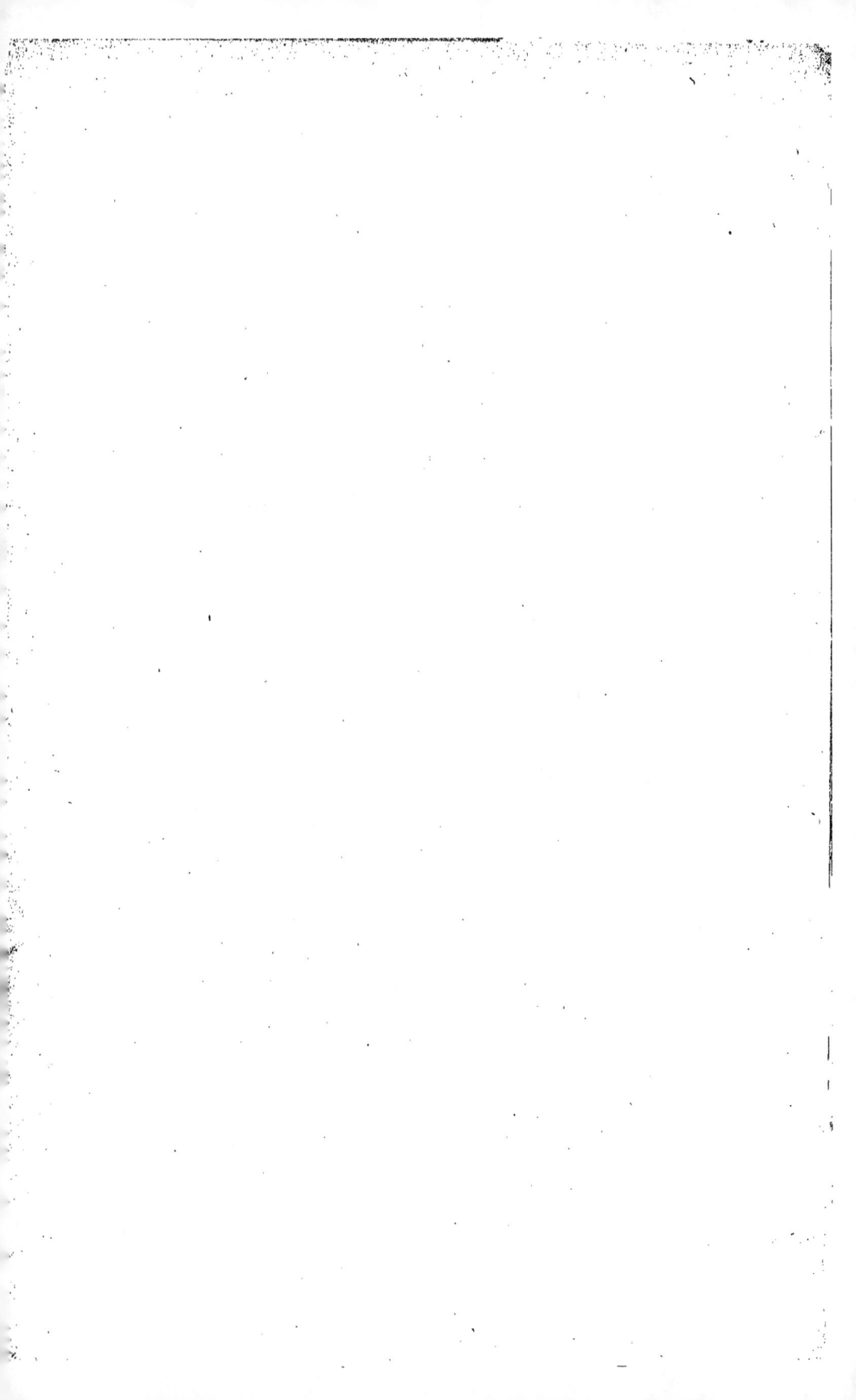

Dr PRINCETEAU

PROFESSEUR AGRÉGÉ

CHIRURGIEN DES HÔPITAUX DE BORDEAUX

CURE RADICALE

DE

L'ÉVENTRATION LARGE XYPHO-OMBILICALE

PAR UN NOUVEAU PROCÉDÉ

(Procédé à volets aponévrotiques)

BORDEAUX

IMPRIMERIE G. GOUNOUILHOU

9-11, RUE GUIRAUDE, 9-11

—

1903

CURE RADICALE

DE

L'ÉVENTRATION LARGE XYPHO-OMBILICALE

PAR UN NOUVEAU PROCÉDÉ

(Procédé à volets aponévrotiques)

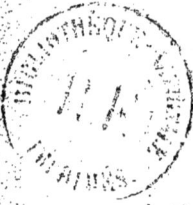

Tous les chirurgiens qui ont fait des opérations abdominales, et ils sont nombreux à l'heure actuelle, ont remarqué la difficulté qu'ils éprouvaient parfois à réunir les deux lèvres d'une plaie faite par laparotomie médiane sus-ombilicale. Ce n'est très souvent qu'à l'aide de pressions exercées sur les parties inféro-latérales du thorax et de tractions très énergiques pratiquées sur les fils de sutures que l'on peut arriver à affronter les surfaces cruentées. Ce qui arrive immédiatement après l'opération se produit, à plus forte raison et avec une bien plus grande intensité, lorsque les muscles droits de l'abdomen sont déjà écartés depuis longtemps dans leur partie supérieure, soit que le chirurgien se trouve en présence d'une éventration congénitale, soit qu'il ait à parer aux inconvénients d'une éventration acquise.

L'éventration congénitale large, désignée encore en tératologie sous le nom de *célosomie*, ne se présente point dans la pratique dans un état de simplicité tel qu'une opération chirurgicale puisse être entreprise.

(1) Communication faite à la Société d'Anatomie et de Physiologie de Bordeaux, séance du 31 août 1903.

Nous n'avons pas trouvé, d'ailleurs, dans la littérature médicale, d'observation relative à la cure radicale d'une pareille infirmité. C'est la confirmation indirecte des constatations faites depuis longtemps par les Geoffroy Saint-Hilaire, à savoir : que ces monstruosités s'accompagnent toujours de malformations profondes des organes voisins, membres, organes génitaux et tronc; d'absence des éléments musculaires et aponévrotiques dans la paroi abdominale, par conséquent absence de l'étoffe nécessaire pour reconstituer une paroi. Ajoutez à cela des organes volumineux, comme le foie, qui, n'étant plus contenus, se sont développés en dehors de la cavité abdominale et y ont perdu tout droit de domicile. Cette variété d'éventration ne nous arrêtera donc pas, puisqu'elle est au-dessus des ressources de l'art et aussi, le plus souvent, incompatible avec la vie.

Les éventrations acquises peuvent être des *éventrations de faiblesse*, des *éventrations par effort*, ou bien encore des *éventrations post-opératoires*.

Les éventrations de faiblesse ne sont qu'un degré moins accusé et tardivement développé des éventrations congénitales; elles sont dues à la faiblesse originelle des muscles, mais leur histoire n'est pas faite.

Quant aux éventrations par effort, elles se rapprochent, au point de vue de leur mode de production et de leur constitution anatomique, de celles qui se produisent comme complication tardive d'une opération sus-ombilicale médiane. Dans ces cas, les éléments de la ligne blanche s'étant amincis puis séparés plus ou moins rapidement, la partie supérieure des muscles droits, tout en conservant leur volume et leur gaine propre, n'est plus retenue par la soudure médiane, dont le feutrage assurait la solidité. De là un écartement plus ou moins considérable auquel les chirurgiens se sont proposé de remédier.

L'étude de la cure des éventrations xypho-ombilicales soulève plusieurs problèmes dont la solution ne peut se placer qu'après l'exposé succinct des considérations anatomo-physiologiques afférentes à la région et des désordres anatomo-pathologiques produits par cette lésion.

CONSIDÉRATIONS ANATOMO-PATHOLOGIQUES

La région épigastrique au milieu de laquelle nous allons manœuvrer peut être considérée comme un losange dont l'extrémité supérieure siégerait à la base même de l'appendice xyphoïde; les côtés supérieurs, convexes en dedans, seraient représentés par le bord mousse de la masse commune des cartilages costaux inférieurs (6e, 7e, 8e, 9e et 10e), tandis que les côtés inférieurs seraient représentés par deux lignes fictives partant du sommet de la onzième côte de chaque côté pour aller se rejoindre à l'ombilic.

Dans ce losange, il nous faut considérer :

A) La ligne blanche qui représente la bissectrice abaissée de l'extrémité supérieure vers l'extrémité inférieure;

B) Les muscles droits avec leur gaine et les trois muscles plats munis de leurs aponévroses, qui s'attachent sur les bords externes des dites gaines et qui forment l'aire du dit losange.

a) La portion sus-ombilicale de la ligne blanche présente cette particularité qu'elle est une surface plutôt qu'une ligne, contrastant en cela avec la portion sous-ombilicale. C'est une surface triangulaire à base xyphoïdienne ou supérieure et à sommet ombilical ou inférieur. Cette surface, dont la base a de 2 à 3 centimètres de largeur suivant les sujets, est constituée par un véritable entre-croisement de fibres aponévrotiques émanées à droite et à gauche des deux demi-gaines antérieures et postérieures des deux muscles droits.

Cet enchevêtrement des deux lames aponévrotiques sur la ligne médiane assure une véritable connexité à ces deux muscles et donne une très grande résistance à cette région. Rappelons en passant que Tillaux a étudié et précisé la pathogénie de certaines hernies de la ligne blanche amorcées par les petits pelotons adipeux sous-péritonéaux que l'on trouve normalement au niveau des petits espaces limités par l'entre-croisement des fibres tendineuses.

b) La portion sus-ombilicale des muscles droits est caractérisée par un étalement des fibres musculaires, de telle sorte que le muscle est ici plus large et moins épais que dans la région sous-ombilicale. En outre, cette portion des muscles droits est entrecoupée par deux ou trois intersections aponévrotiques plus ou moins puissantes qui sont destinées, d'une part, à procurer un véritable point d'appui de contraction et, par suite, de résistance à chaque segment musculaire compris entre deux intersections, et, d'autre part, à assurer leur forme rubanée et aplatie.

La partie supérieure des muscles droits ainsi disposée, est fortement engainée par deux feuillets aponévrotiques dont nous connaissons la disposition au niveau de la ligne blanche, et qui, par leur face profonde ou musculaire, adhèrent de la façon la plus intime aux intersections signalées plus haut. Ces deux feuillets, parvenus au niveau du bord externe de chaque muscle droit, se dédoublent. De ce dédoublement des feuillets antérieur et postérieur naissent quatre feuillets nouveaux, dont deux, le superficiel et le profond, gardent leur indépendance, tandis que les feuillets intercalaires se soudent. Cette soudure ferme en dehors la loge du muscle droit et donne naissance à un feuillet unique. D'où trois lames aponévrotiques superposées, dont la plus superficielle est le tendon du grand oblique, la moyenne celui du petit oblique, et la profonde celui du transverse. Ces trois feuillets et les muscles qui les continuent vont, après un court trajet, s'insérer sur les faces interne et externe des dernières côtes, ainsi que sur le rebord costal, dont l'évasement limite le creux épigastrique en dehors.

La résistance et la manière de se comporter de cette région vis-à-vis des pressions intra et extra-abdominales ont de tout temps excité la sagacité des physiologistes.

Vinslow avait déjà remarqué que les trois muscles de la région latérale sont arrangés de telle façon que l'aponévrose de l'un répond aux parties charnues de l'autre.

Notre grand anatomiste français Cruveilhier dit : « La partie musculeuse occupe les côtés de l'abdomen. La partie aponévrotique occupe, d'une part, la région antérieure, d'autre part, la région postérieure. Aux muscles, qui constituent trois plans entre-croisés, sont dues l'extensibilité, l'élasticité, et surtout la contractilité des parois abdominales. Aux aponévroses sont dues la résistance passive et l'inextensibilité. »

Glénard a écrit sur le même sujet (1) : « ... En premier lieu, les aponévroses, qui jouent un si grand rôle dans sa constitution, ont la même structure que celle des autres régions et sont, par conséquent, inextensibles. En second lieu, les faisceaux musculaires dont les extrémités relient les feuillets aponévrotiques entre eux ou à de solides insertions osseuses, ne peuvent pas dépasser une certaine et très étroite limite d'extension sans que leur contractilité et même leur élasticité soient compromises. »

Tout cela est parfaitement exact et l'on ne saurait mieux dire; mais nous nous éloignons de la manière de voir de ce savant lorsque, à propos de la ligne

---

(1) *In Revue des maladies de la nutrition*, 1896

blanche, qu'il qualifie de vraie soupape de sûreté, il ajoute : « A l'état normal, la ligne blanche, qui est dépourvue de fibres élastiques et constituée par un feutrage connectif, un tissu albuginé peu résistant, doit sa solidité, c'est-à-dire son étroitesse, aux deux muscles qui la limitent, les grands droits, dont la contraction pendant l'effort, c'est-à-dire au moment où la ligne blanche est le plus menacée, tend précisément à la resserrer par le rapprochement de leurs bords contigus sur la ligne médiane. »

Cette assertion est d'autant moins prouvée, en effet, que lorsqu'on examine une région sus-ombilicale normale pendant la contraction musculaire, on perçoit très nettement qu'il ne s'y effectue aucun rapprochement des bords internes des muscles grands droits. Les saillies musculaires s'accusent chez les sujets maigres, mais la ligne blanche reste la même du haut en bas de l'abdomen; elle n'est ni élargie, ni rétrécie.

Tout ce que l'on peut admettre, c'est que la contraction des muscles droits, en luttant contre les effets de la pression intra-abdominale et en résistant aux forces qui s'exercent sur leurs bords externes, empêchent ainsi la distension et la déchirure de la ligne blanche, dont la tension semble augmentée en raison du degré de la contraction des muscles qui forment la paroi abdominale. Muscles droits et ligne blanche sont sollicités par des forces qui viennent s'exercer soit directement, soit indirectement sur leurs bords externes et sur leur face postérieure. Ces forces actives et passives sont multiples. Elles sont représentées par des muscles : les obliques, les transverses, qui agissent à la fois directement et indirectement; les muscles dits inspirateurs, qui agissent indirectement en élargissant la circonférence inférieure du thorax, et tous les muscles de l'effort thoracique et abdominal, qui, par les pressions qu'ils font subir aux divers viscères abdominaux, foie, rate, estomac, etc., transmettent leur action sur la ligne blanche. Il faut encore tenir compte des arcs ostéo-cartilagineux des côtes inférieures, dont les extrémités antérieures solidarisées ont une tendance à obéir à leur élasticité propre. Que si l'on veut une confirmation des idées théoriques énoncées plus haut, il suffit de regarder ce qui se passe lorsqu'on incise la ligne médiane entre l'appendice xyphoïde et l'ombilic. On est aussitôt frappé de l'écartement qui se produit entre les deux lèvres de la plaie. Cet écart, qui varie d'un sujet à l'autre, est néanmoins très sensible ordinairement et nécessite toujours l'emploi d'une certaine force pour être supprimé.

Le Dr Delguel ([1]), qui a étudié cette question dans son excellente thèse inaugurale, a essayé de mesurer la force qu'il fallait employer pour rapprocher les bords d'une laparotomie xypho-ombilicale. A l'aide d'un dispositif très ingénieux qu'il a appliqué sur le cadavre et sur des chiens vivants, avec et sans narcose, il a trouvé des résistances qui ont varié de un demi à 5 kilogrammes, et il conclut, sinon dans les termes, au moins dans le sens suivant :

1° La narcose diminue de moitié environ la résistance au rapprochement;

2° Que l'animal soit anesthésié ou non, la traction latérale qui s'exerce au niveau de la ligne de suture est au moins double pour la région sus-ombilicale de ce qu'elle est à la région sous-ombilicale.

CONSIDÉRATIONS ANATOMO-PATHOLOGIQUES

Les lésions de l'éventration xypho-ombilicale se présentent d'une façon un peu différente, suivant que cette éventration est la conséquence d'un effort, d'un traumatisme ou d'une opération chirurgicale. Nous ne par-

([1]) Delguel. Thèse de Bordeaux, 1896-97.

lons pas de l'éventration congénitale, dont nous avons déjà dit quelques mots, ni de l'éventration de faiblesse, encore trop peu connue.

Lorsqu'il s'agit d'une éventration par effort, les lésions sont limitées à la ligne blanche, qui est simplement dissociée, écartée. Elle est encore représentée de-ci de-là par quelques tractus fibreux nacrés qui parcourent plus ou moins obliquement l'espace compris entre le tissu cellulaire sous-cutané et le péritoine, d'un muscle droit à l'autre. Les muscles droits sont plus ou moins écartés, mais contenus chacun dans leur gaine; quant au péritoine, il n'offre pas de lésions.

Il n'en est point de même dans les éventrations postopératoires, qui presque toutes sont la conséquence d'une suppuration primitive ou tardive de la plaie opératoire. Ici, la ligne blanche est plus profondément disloquée et désorganisée; les muscles droits, encore contenus dans leur gaine, sont ordinairement plus écartés, et les lésions péritonéales sont plus ou moins étendues suivant l'intensité du processus inflammatoire.

Du côté de la ligne blanche, il n'existe parfois aucune trace de cette formation, et la surface qui la remplace est constituée par une mince couche de tissu cicatriciel unissant la peau et le péritoine. Ces deux membranes unies forment souvent une épaisseur si minime qu'il est très difficile d'en pratiquer le clivage. Les vestiges de la ligne blanche sont représentés par le bord interne des muscles droits revêtus de leur gaine aponévrotique qui, à ce niveau, offre seulement quelques épaississements irrégulièrement répartis le long de ce bord. Les muscles sont rétractés tout contre le bord chondrocostal, à tel point que le bord interne du muscle droit, dans les cas extrêmes, n'est éloigné que de 2 à 3 centimètres du rebord thoracique. Il semble vraiment que le muscle est accolé contre ce rebord et est même venu s'écraser contre lui. Il a été, en effet, attiré par le grand oblique, dont les digitations s'insèrent à la face externe des huit ou neuf dernières côtes, et par le transverse, dont les digitations s'insèrent à la face interne des six dernières côtes en alternant avec celles du diaphragme. Le petit oblique, dont les insertions ne remontent pas plus haut que le bord inférieur des trois ou quatre dernières côtes, a une action moins marquée peut-être sur le déplacement des muscles droits.

Les lésions péritonéales sont parfois très légères et limitées à quelques brides cicatricielles facilement rompues, mais elles peuvent être aussi très importantes par leur étendue, et l'on a pu voir des adhérences larges établies entre le péritoine pariétal et le péritoine viscéral qui recouvre le foie, l'estomac, l'intestin, avec l'épiploon, etc.

La lecture des trois observations placées ci-après pourra donner une meilleure idée de ces lésions. Il serait peut-être possible d'en réunir quelques exemples de plus en fouillant les recueils périodiques, mais nous voulons nous contenter de rappeler les deux cas rapportés dans la thèse de Delguel auxquels nous ajouterons l'observation qui nous est personnelle. Bien que ce chiffre soit un peu restreint pour juger de la valeur des procédés chirurgicaux employés, nous croyons cependant pouvoir jeter un peu de jour sur cette question avec les éléments que nous avons en notre possession.

Observation I (résumée).

(*In* thèse de Delguel.)

Éventration par effort siégeant au niveau de la ligne blanche et s'étendant depuis l'appendice xyphoïde jusqu'à l'ombilic. Cure radicale par le procédé de Goullioud-Demons.

Victor X..., âgé de trente-sept ans, cultivateur, entre à l'hôpital Saint-André le 17 mars 1896, dans le service du professeur Demons.

Antécédents héréditaires. — Son père est porteur d'une hernie inguinale droite; son oncle paternel est également atteint de hernie inguinale. Il est aussi affecté lui-même de hernie inguinale double.

Le 5 octobre 1895, en faisant un violent effort pour soulever un sac très pesant, il a ressenti dans la région épigastrique une douleur très vive. A partir de ce moment, il ressent des douleurs vagues et disséminées dans l'épigastre et les hypocondres. Dans la nuit qui suivit, il fut très oppressé. Cette oppression a persisté depuis ce moment, et cet homme, pourtant vigoureux, n'a jamais pu se livrer au moindre travail pénible. Il y a déjà quelques mois, il s'est aperçu qu'il avait, au creux de l'estomac, une dépression bien caractérisée, allongée de haut en bas, « un fossé. »

Au niveau de la région épigastrique, on trouve une dépression très nette et profonde, le malade étant dans la position horizontale. S'il fait un effort, on peut voir que les deux muscles grands droits de l'abdomen se séparent, font une saillie anormale et laissent entre eux un espace dépressible, un sillon. Cette gouttière, large de 5 centimètres environ, s'étend depuis l'appendice xyphoïde jusqu'à l'ombilic. Sa largeur, qui est presque nulle à l'état ordinaire, devient donc de plus en plus considérable à mesure que l'effort augmente par la traction latérale (allant de dedans en dehors) que subissent les deux muscles grands droits. Il semble que, vers la moitié supérieure de la ligne blanche, cette gouttière est plus large que dans la moitié inférieure.

Le malade étant dans la position assise, s'il se met à contracter tous les muscles du tronc, à « pousser », on voit le fond du sillon s'élever à mesure que l'effort est plus grand; il arrive bientôt au même niveau que les téguments, mais il les dépasse bientôt et vient faire une saillie linéaire, volumineuse et en forme d'un cylindre qui aurait été coupé suivant sa longueur. Les doigts, s'enfonçant profondément dans le sillon, n'y trouvent plus aucun plan résistant; ils plongent bien librement dans la cavité abdominale; il y a donc eu rupture de la ligne blanche dans toute sa portion sus-ombilicale.

L'opération est fixée au 19 mars 1896 par le professeur Demons. Anesthésie par le chloroforme. Asepsie des téguments. Incision allant de l'appendice xyphoïde à l'ombilic. Immédiatement au-dessous du tissu cellulaire sous-cutané, au lieu de rencontrer l'aponévrose blanche, nacrée, de la ligne blanche, on arrive sur le péritoine; c'est à peine si ce dernier est recouvert par quelques fibres aponévrotiques très lâches, faibles restes du plan si solide qu'on y trouve à l'état normal. Cependant, on ne trouve point la ligne blanche divisée par une section nette, comme on aurait pu le croire à l'examen du malade. On ouvre le péritoine et on le décolle de la face profonde de l'aponévrose postérieure des grands droits. Suture du péritoine au catgut et en surjet. Puis on fend longitudinalement la gaine aponévrotique des deux muscles grands droits en suivant exactement le bord interne du muscle, c'est-à-dire juste au niveau de l'angle dièdre que forment les feuillets aponévrotiques antérieurs et postérieurs en se réunissant. Cette incision nous donne donc deux lèvres aponévrotiques de chaque côté : enfin, entre les deux nous avons une lèvre musculaire épaisse, bien cruentée. Si, après avoir séparé légèrement les deux plans aponévrotiques de la face musculaire qui leur correspond, sur un espace de 1 centimètre environ, on suture le plan postérieur droit au plan postérieur gauche, puis les deux muscles entre eux, et enfin la lèvre antérieure droite à la lèvre antérieure gauche, on aura ainsi constitué trois plans superposés : c'est ce qui a été fait. Ces sutures sont faites, bien entendu, isolément et par un surjet au catgut.

Suture de la peau par points séparés au crin de Florence.

Pas d'autres incidents qu'un peu de suppuration survenue le 1er avril au niveau de l'extrémité inférieure de l'incision. Le 2 mai, la réunion est complète; la ligne de suture paraît très solide, et le malade part guéri. Le malade, revu plus tard, le 4 octobre, était dans un état des plus satisfaisants.

OBSERVATION II (résumée).

(*In* thèse de DELGUEL)

Éventration xypho-ombilicale post-opératoire opérée par le procédé Goullioud-Demons.

Henri M..., trente et un ans, entre à l'hôpital Saint-André le 15 décembre 1896, dans le service du professeur Demons. C'est pour la deuxième fois qu'il entre dans le service, où il a été déjà opéré deux ans auparavant, pour *péritonite purulente enkystée* siégeant dans la région épigastrique.

Pendant tout le temps qui s'est écoulé après son opération, cet homme n'a présenté aucun trouble, il se trouvait dans de très bonnes conditions et pouvait facilement travailler à son métier d'ébéniste. Il y a deux mois, il a été pris de crampes très douloureuses dans la région de l'estomac. C'est une sensation de torsion qui se prolonge jusqu'à la fin de la crise, laquelle se produit d'abord trois ou quatre fois par mois; mais qui, peu à peu, devient de plus en plus fréquente, jusqu'à se produire tous les jours et toutes les nuits : ce qu'il y a de très curieux chez ce malade, c'est que ses crampes se prolongent jusqu'à ce qu'il ait pris quelque nourriture. Quand la douleur se montre la nuit, il prend un peu de nourriture et cesse de souffrir sur-le-champ. Dans la journée, il souffre également dès que l'estomac est vide; aussi s'entoure-t-il la région épigastrique avec une large ceinture dont il fait quatre ou cinq tours. Il compare quelquefois ses douleurs à une brûlure par un fer rouge.

Ayant prié le malade de se déshabiller, on aperçoit, entre l'appendice xyphoïde et l'ombilic, une surface cicatricielle gaufrée, large de 10 à 12 centimètres, et dont la longueur mesure de 14 à 15 centimètres. Cette surface a la forme d'une palme à grosse extrémité dirigée en bas, et présente sur son axe une ligne foncée qui paraît être la trace de l'incision qui fut faite lors de l'opération qu'il a déjà subie.

A la palpation, on trouve la masse intestinale simplement recouverte par une enveloppe cicatricielle; aussi voit-on que les mouvements respiratoires et les efforts de toux font faire à l'intestin une saillie considérable sous les téguments. De plus, la palpation permet de constater que les bords internes de la partie sus-ombilicale des muscles droits sont largement écartés, et lorsqu'on prie le malade de s'asseoir, on peut enfoncer aisément la main fermée dans l'intervalle qui les sépare. En effet, cet intervalle mesure environ 10 à 12 centimètres.

Dans la position debout, on constate dans cette région la présence d'une tumeur grosse comme la tête d'un enfant, et qui est due à la hernie en masse de l'intestin. De chaque côté de cette tumeur, on trouve deux cordons très épais et très durs qui ne sont autre chose que les deux muscles grands droits largement déjetés en dehors.

Le malade réclame lui-même une opération, qui est fixée par le professeur Demons au 23 décembre 1896.

Il est chloroformisé. L'incision s'étend depuis l'appendice xyphoïde jusqu'à l'ombilic; elle mesure environ 5 ou 6 centimètres et siège au niveau de la surface cicatricielle décrite; la peau y est très amincie; elle crie sous le bistouri et n'est doublée que par une nappe de tissu cellulaire sous-cutané à peine apparente. On arrive immédiatement sur le péritoine.

La paroi abdominale écartée laisse voir le péritoine très adhérent aux organes sous-jacents; il présente surtout des brides cicatricielles au niveau du foie. Il s'agit de détruire ces adhérences et de marcher à la rencontre des muscles grands droits. Arrivé sur le bord interne de ce muscle du côté droit, le chirurgien incise l'aponévrose d'enveloppe le long de ce bord interne et depuis l'extrémité supérieure de l'incision jusqu'à l'extrémité inférieure. Cette aponévrose est très épaissie, très dure. Cette incision pratiquée, le professeur Demons fait le clivage des feuillets postérieurs de la gaine du côté droit.

On procède de la même façon du côté gauche, où les adhérences sont encore plus nombreuses et aussi plus résistantes, et particulièrement difficiles à vaincre au niveau de l'intersection.

Les adhérences détruites au-devant de l'estomac, du foie et de l'intestin donnent lieu à une hémorragie en nappe qui s'arrête bientôt par la compression.

Dans ce cas particulier, il n'est pas possible de suturer le péritoine, qui n'existe pas à l'état de feuillet régulier et continu, et alors on commence par suturer le feuillet postérieur de l'aponévrose de chaque muscle grand droit l'un à l'autre. On fait une suture en surjet avec un catgut n° 2, en commençant par l'extrémité supérieure de l'incision.

Cette suture, temps très délicat de l'opération, est rendue ici très difficile, à cause de l'écartement énorme des grands droits. Dans le rapprochement des deux bords internes de chaque feuillet, il se fait quelques déchirures dans le sens horizontal qui sont reprises à mesure par des points passés dans le sens vertical.

Lorsque la moitié supérieure de la suture est faite, le rapprochement devient de plus en plus difficile. Pour en faciliter l'exécution, le professeur Demons a l'habitude de continuer les sutures par l'extrémité inférieure de l'incision, en allant de bas en haut à la rencontre des points déjà faits. Quelques débris de péritoine se trouvent pincés dans cette suture. A leur tour, les deux muscles grands droits sont réunis par leur bord interne à l'aide d'un gros fil de catgut passé en surjet. Il se fait ici encore quelques déchirures du tissu musculaire sans importance; on les reprend sur-le-champ par un point latéral. Les feuillets antérieurs de l'aponévrose sont aussi réunis par leur bord interne à l'aide d'un surjet. Réunion de la peau par des crins de Florence.

Pas d'incidents post-opératoires, sauf un peu de suppuration survenue le 26 et le 28 décembre.

Le 15 mars, le malade quitte l'hôpital. Il est complètement guéri de son éventration; sa paroi abdominale paraît très solide. Les douleurs atroces antérieures à l'opération ont disparu.

Observation III (personnelle)

Éventration xypho-ombilicale post-opératoire.
Cure radicale par le procédé à volets.

Saugn., trente-sept ans, ouvrier marbrier, a subi, le 2 septembre 1902, à l'hôpital Saint-André, salle 11, l'opération de la gasto-entérostomie par le procédé de Von Hacker. Cette opération, qui a été faite par nous-même pour une sténose du pylore consécutive à une cicatrice d'ulcère, a parfaitement réussi, au point de vue du fonctionnement de l'estomac. Le malade, qui ne pouvait rien manger et vomissait tout ce qu'il prenait, était de ce chef profondément émacié. Depuis, il mange abondamment et sans fatigue. Il a même engraissé dans des proportions notables. L'observation complète du malade figure, d'ailleurs, dans la thèse du Dr Léger (Bordeaux, 1902-1903).

Pendant la cicatrisation de la plaie abdominale, il est survenu un petit abcès au niveau de l'un des points situés vers le milieu de la suture, et cet abcès a servi d'amorce à un écartement des deux muscles droits de l'abdomen, écartement de minime importance au moment de la sortie de l'hôpital, mais qui est devenu considérable par la suite. Il s'agissait, en l'espèce, d'une large et longue ouverture ovalaire, très régulière, étendue de la base de l'appendice xyphoïde jusqu'à l'ombilic dans le sens longitudinal, et affleurant les deux rebords chondro-costaux dans le sens transversal. Par cette ouverture, on pouvait explorer et palper très facilement tous les viscères abdominaux de cette région.

Le malade, qui avait été obligé de porter une ceinture spéciale pour remédier à cette infirmité, souffrait du creux de l'estomac au moment de la digestion depuis quelque temps, et, surtout, ne pouvait accomplir aucun effort, ce qui lui rendait tout travail impossible. Il vint donc réclamer à nouveau notre intervention et nous supplier de le débarrasser de son éventration. Nous l'opérions le 12 août 1903 et il sortait guéri le 12 septembre, c'est-à-dire un mois après, avec une paroi solidement et complètement refaite.

Le procédé que nous avons employé pour cette opération a été le suivant :

1er temps. — Incision verticale médiane de la peau jusqu'au tissu cellulaire sous-cutané, depuis la base de l'appendice xyphoïde jusqu'à l'ombilic. Nous évitons d'ouvrir le péritoine, qui ne forme pas un véritable sac mais bien une large poche renflée pendant les efforts.

2e temps. — Dissection des deux lèvres de cette incision médiane en suivant le plan du tissu cellulaire sous-cutané jusqu'à ce que nous ayons mis à découvert la face antérieure des deux muscles droits, qu'il faut aller chercher encore assez loin.

3e temps. — Incision curviligne sur la gaine de chacun des deux muscles droits, parallèle au bord interne des dits muscles et à 1 centimètre et demi en dehors. Ces deux incisions, qui ne doivent intéresser que la gaine aponévrotique, se rejoignent en haut et en bas, au-dessus et au-dessous des deux extrémités de l'éventration *(fig. 1)*.

4e temps. — Dissection de dehors en dedans, et en les rabattant vers la ligne médiane, des deux volets aponévrotiques ainsi formés *(fig. A)*. Il faut respecter, dans ce temps, et les fibres musculaires sous-jacentes, et surtout les intersections aponévrotiques, au niveau desquelles il faut redoubler d'attention pour ne pas les affaiblir, d'une part, et ne pas déchirer la gaine, d'autre part.

5e temps. — Suture des deux volets aponévrotiques rabattus l'un vers l'autre à l'aide d'un surjet de catgut.

6e temps. — Profiter des intersections aponévrotiques précédemment mises à nu pour établir à leur niveau trois forts points séparés, au catgut, destinés à rapprocher les deux muscles droits par-dessus la suture précédente *(fig. B)*. Ces trois points d'appui solidement établis, achever et compléter le rapprochement des deux muscles droits par un surjet continu du haut en bas.

7° *temps*. — Drainage superficiel au crin de Florence et suture de la peau.

DES PROCÉDÉS OPÉRATOIRES; INDICATIONS ET VALEUR COMPARATIVE

Si nous cherchons à résumer les procédés opératoires rationnels destinés à remédier à une éventration sus-ombilicale, il est facile de se convaincre qu'ils peuvent se réduire à trois.

Le premier, que j'appellerai le procédé ancien, est celui qui a dû venir à l'esprit et sous la main de tous les chirurgiens qui ont eu à faire une opération semblable. C'est le procédé de la suture simple à trois plans : 1° suture du péritoine; 2° suture des deux moitiés de la ligne blanche sans ouverture préalable de la gaine des muscles droits; 3° suture de la peau.

Le deuxième procédé, dit de Goullioud-Demons par Delguel, constitue un perfectionnement véritable. Ici, il s'agit d'une suture à cinq étages comprenant : 1° le péritoine; 2° les feuillets postérieurs de la gaine des droits; 3° les muscles droits eux-mêmes; 4° les feuillets antérieurs de la gaine de ces muscles; 5° la peau.

Ce procédé est ainsi désigné par Delguel pour les raisons suivantes :

1° Goullioud (de Lyon) l'a appliqué le premier, en 1890, mais à la région sous-ombilicale seulement;

2° Demons, sans connaître les travaux de Goullioud, l'appliquait à la région sus-ombilicale en 1896. Il l'a

Fig. 1

Fig. A

Fig. B

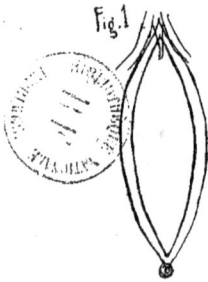

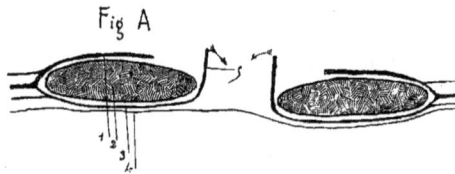

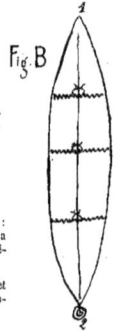

FIG. **A.** — Coupe schématique des muscles droits et des volets aponévrotiques :
1. Feuillet antérieur de la gaine. — 2. Muscle droit. — 3. Feuillet postérieur de la
gaine. — 4. Péritoine. — 5. Volet aponévrotique taillé aux dépens du feuillet antérieur.

FIG. **B.** — Figure schématique montrant les deux muscles droits rapprochés et
maintenus par trois points de suture passés au niveau des intersections aponévrotiques : 1. Appendice xyphoïde occupant le sommet de l'incision. — 2. Ombilic.

perfectionné et complété en y ajoutant la suture des muscles droits, négligée par le chirurgien lyonnais.

Le troisième procédé est le nôtre, procédé de nécessité s'il en fut, mais qui peut devenir d'une application courante avec le nombre croissant des interventions chirurgicales sur la partie supérieure de l'abdomen.

Dans ce procédé, le péritoine est respecté de parti pris; on ne pénètre pas dans la cavité péritonéale, et c'est là, on l'avouera, une sécurité de plus; car, l'opération étant extra-péritonéale, les chances d'infection de cette séreuse sont considérablement diminuées.

On pourrait nous objecter qu'en négligeant intentionnellement d'ouvrir le péritoine nous privons le malade du double bénéfice qu'il pourra en retirer : la dissection des adhérences et la résection du sac. A cette objection, qui d'ailleurs nous a été faite par notre collègue le Dr Venot, nous répondrons que la dissection des adhérences prolonge et aggrave l'opération sans utilité aucune pour le malade; car, de deux choses l'une : ou les adhérences sont minimes et ne peuvent être la cause d'aucun trouble pathologique, ou elles sont très étendues (obs. II, Demons), estomac, foie, intestin, leur destruction constitue un temps délicat et dangereux de l'opération, et il n'est pas sûr qu'elles ne se reconstituent de toutes pièces, puisque le travail de dissection aura pour but de mettre en présence deux surfaces péritonéales dépolies et avivées, dont la cicatrisation aboutira inévitablement à une soudure.

Quant au sac péritonéal, les conditions ne sont plus les mêmes que dans une hernie sortant par un orifice étroit : c'est plutôt une large dépression péritonéale qu'un véritable sac. Il n'y a pas ici, à proprement parler, de collet du sac, et le véritable agent de l'étranglement, cause des douleurs éprouvées par les malades, c'est le bord interne des muscles droits. Le procédé qui rapprochera et soudera le plus sûrement et le plus efficacement ces deux bords, effacera le mieux la saillie péritonéale en reconstituant la sangle abdominale.

Donc, après avoir soigneusement séparé la face externe du péritoine des tissus ambiants, nous mettons à découvert la face antérieure de la gaine des muscles droits. Une partie du feuillet antérieur de cette gaine, entaillé parallèlement au bord interne du muscle, et à 1 centimètre et demi en dehors, est rabattu de chaque côté, vers la ligne médiane, comme un volet dont la charnière serait placée au niveau de la ligne où le feuillet antérieur se continue avec le feuillet postérieur, c'est-à-dire sur le bord interne du muscle droit lui-même. La largeur du feuillet postérieur se trouve ainsi augmentée d'autant (1 centimètre et demi de chaque côté), ce qui permet, dans les cas difficiles comme le nôtre, d'exécuter avec la plus grande facilité, et sans tractions exagérées, le premier plan de suture. Il est indiqué de prendre dans le surjet au catgut qui sert à faire cette suture la partie superficielle de la membrane péritonéale, de façon à éviter les espaces morts.

Les muscles droits, dont l'adhérence au feuillet postérieur de la gaine a été respectée, sont entraînés par cette suture vers la ligne médiane; on en profite pour les accoler l'un à l'autre par deux ou trois points de suture solides au catgut n° 3, placés isolément au niveau de chaque intersection aponévrotique, suivant le nombre des intersections. Un surjet achève de réunir les parties intercalaires : c'est le deuxième plan.

Le troisième plan est constitué par la suture de la peau au crin de Florence.

Le procédé de Goullioud-Demons, quand il est possible, assure une réfection très efficace de la paroi abdominale. Il est supérieur au procédé ancien, et l'ouverture du péritoine mise à part, il est supérieur au nôtre.

Nous ajoutons même que chaque fois qu'il sera possible de le mettre à exécution sans crainte d'échec, c'est à lui que l'on devra avoir recours comme donnant toutes les chances d'une reconstitution a ec le maximum de solidité. Mais lorsque les deux muscles droits inclus dans leur gaine sont complètement retirés sous les bords des cartilages costaux, résistant à toute manœuvre d'adduction vers la ligne médiane, retenus qu'ils sont et par les cartilages costaux eux-mêmes, et par les muscles obliques et transverses qui, à la longue, ont subi une véritable rétraction impossible à vaincre, nous conseillons d'user de notre procédé à volets, qui est simple et facile à exécuter et qui nous a donné un très beau succès.

Nous réservons donc notre procédé, qui a l'inconvénient, plus théorique que pratique, de priver les muscles droits d'une partie de leur gaine antérieure, pour les larges éventrations où le procédé Goullioud-Demons ne pourrait trouver son application.

Nous sommes convaincu que, vu la fréquence de plus en plus grande des opérations abdominales, il est appelé, à côté du précédent, à rendre de grands services.

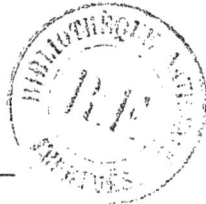

Bordeaux. — Imprimerie G. Gounouilhou, rue Guiraude,

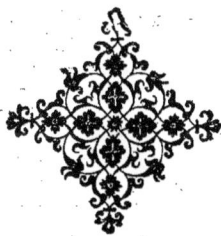

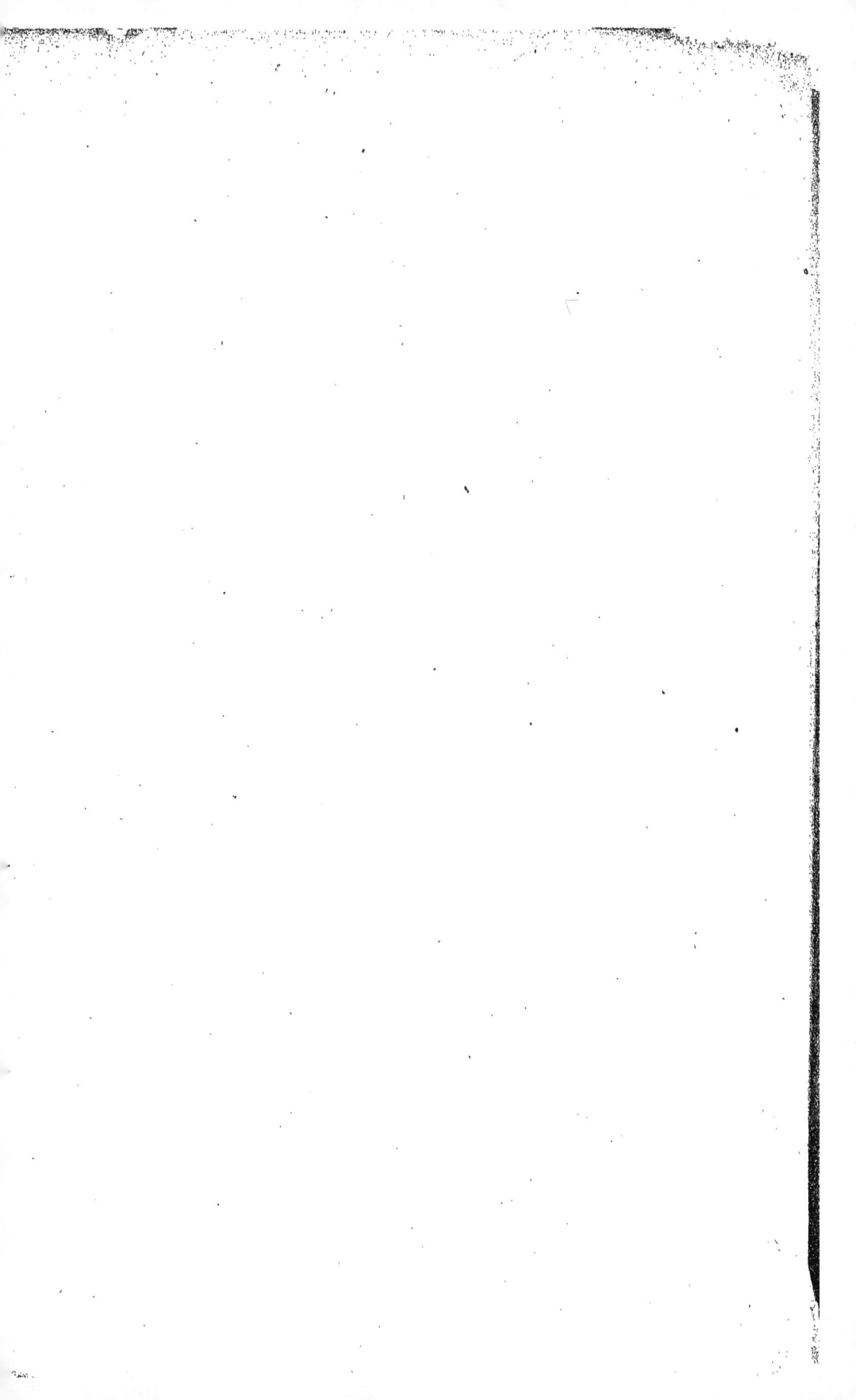

www.ingramcontent.com/pod-product-compliance
Lightning Source LLC
Chambersburg PA
CBHW060503200326

41520CB00017B/4892